BEI GRIN MACHT SICH IHR WISSEN BEZAHLT

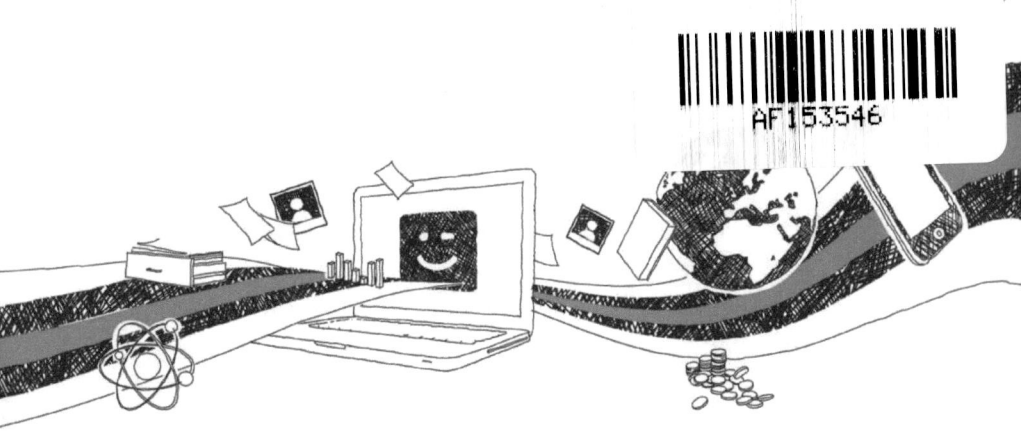

AF153546

- Wir veröffentlichen Ihre Hausarbeit, Bachelor- und Masterarbeit

- Ihr eigenes eBook und Buch - weltweit in allen wichtigen Shops

- Verdienen Sie an jedem Verkauf

Jetzt bei www.GRIN.com hochladen und kostenlos publizieren

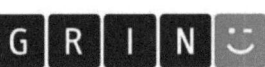

Professionalisierung der Pflege aufgrund von Wissenschaft und Forschung am Beispiel des wissenschaftlich erarbeiteten Konzepts Psychoedukation

Tim Tübbing

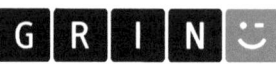

Bibliografische Information der Deutschen Nationalbibliothek:

Die Deutsche Nationalbibliothek verzeichnet diese Publikation in der Deutschen Nationalbibliografie; detaillierte bibliografische Daten sind im Internet über http://dnb.d-nb.de abrufbar.

ISBN: 9783346876652
Dieses Buch ist auch als E-Book erhältlich.

Druck und Bindung: Books on Demand GmbH, Norderstedt Germany
Gedruckt auf säurefreiem Papier aus verantwortungsvollen Quellen

Das vorliegende Werk wurde sorgfältig erarbeitet. Dennoch übernehmen Autoren und Verlag für die Richtigkeit von Angaben, Hinweisen, Links und Ratschlägen sowie eventuelle Druckfehler keine Haftung.

Das Buch bei GRIN: https://www.grin.com/document/1358830

Professionalisierung der Pflege aufgrund von Wissenschaft und Forschung am Beispiel des wissenschaftlich erarbeiteten Konzepts Psychoedukation

Tim Tübbing

Inhaltsverzeichnis

Professionalisierung der Pflege aufgrund von Wissenschaft und Forschung anhand des Beispielkonzepts Psychoedukation bei schizophrenen Erkrankungen

Einleitung:

Professionalisierung ist in der Pflege schon ein lang bestehendes Thema, dass jedoch nie die aktuelle Relevanz verloren hat. Egal in welcher pflegerischen Fachzeitschrift man blättert und egal in welchem Jahr, die Professionalisierung spielt immer eine Rolle, doch es gibt zahlreiche verschiedene Auffassung und Definitionen von Professionalisierung. Viele der Professionstheorien haben einen gemeinsamen Bestandteil, dass Beruf und Profession auf langandauerndes, fundiertes und strukturiertes Fachwissen gestützt ist (vgl. Weidner, 1999, S. 18-38). Darum ist es wichtig auch die Pflege daraufhin zu durchleuchten. Es ist noch nicht lange her, da entstammte das Fachwissen der Pflege noch aus unstrukturierten Wissensquellen wie Traditionen, Erfahrungen, Intuition oder anderen wissenschaftlichen Gebieten, wie der Medizin (vgl. Mayer, 2001, S. 31). Doch in den letzten Jahren beginnt die Pflege sich „abzukapseln" vom Gebiet der Medizin und ist auf einem guten Weg ein eigenständigen autonomen Bereich zu schaffen. Bartholomeyczik schrieb 1997, dass Pflege von Pflege gestaltet werden sollte und als gleichberechtigter Partner mit der Medizin zusammenarbeiten sollte (vgl. Batholomeyczik et al., 1999, S. 160ff.). Ebenso schreibt Osterbrick 2015 „Pflege muss durch Pflegende analysiert und konkretisiert werden" (Osterbrick, 2015, S. 1023). Mittlerweile existieren in Deutschland eine Vielzahl von Studiengängen für Pflege, was dafürspricht, dass sich die Pflege in einem Prozess der Professionalisierung befindet.

In dieser Hausarbeit soll zunächst der Frage nachgegangen werden, was unter dem Begriff der Professionalisierung verstanden werden kann. Ein weiteres Ziel dieser Hausarbeit ist, herauszustellen, was bei dem Beruf der Pflege zur Professionalisierung beiträgt und was den Beruf der Pflege davon abhält sich zu professionalisieren. Ganz besonders soll die Komponente der Wissenschaft und Forschung auf Wichtigkeit und Integration in die Pflege hinterfragt werden. Dazu wird in der folgenden Hausarbeit zunächst auf den struktur- und funktionsorientierten Erklärungsansatz von Hesse (1968), den prozessorientierten Erklärungsansatz von Hartmann (1968) und dann verstärkt auf den handlungsorientierten Erklärungsansatz von Oevermann (1981) zur Professionalisierung von Pflege eingegangen. Anschließend wird der aktuelle Professionalisierungsstand der Pflege in Deutschland mit Blick besonderem auf die wissenschaftliche Komponente beleuchtet. Dabei gibt es verschiedene interessante Komponenten, wie die Entwicklung der Pflegewissenschaft, der Transfer der wissenschaftlichen Erkenntnisse in die Praxis, die Akademisierung der Pflegeberufe und die Evidenz in der Pflege.

Das wissenschaftlich fundierte Modell der Psychoedukation für schizophren Erkrankte dient als ein Anwendungsbeispiel um zu klären **wie wissenschaftlich fundierte Konzepte wie zum Beispiel Psychoedukation zur Professionalisierung der Pflege beitragen können.** Um diese Frage adäquat klären zu können ist es Notwendig das Konzept mit seiner Geschichte, seinen Zielen, seinem Vorgehen und seiner Evidenz vorzustellen und zu erläutern.

Da das Konzept der Psychoedukation „wissenschaftlich fundiertes Regelwissen" (vgl. Weidner, 1999, S. 23) voraussetzt, jedoch ebenfalls das Fallverstehen des einzelnen Patienten einbezieht, wird ein besonderer Schwerpunkt auf den Professionalisierungsgedanken nach Ulrich Oevermann gesetzt. Seine Vorstellung einer Profession wird dargestellt und das Konzept wird mit diesen Vorstellungen verglichen, um zu klären, ob die Pflege nach der Auffassung von Ulrich Oevermann professionell handelt.

1. Was ist Professionalisierung? (Erklärungsansätze)

Heidenreich beschreibt Professionalisierung so:

„Professionalisierung bezeichnet den Prozess, in dem die Berufsausbildung und die Weiterentwicklung der professionellen Wissensbasis systematisiert und institutionalisiert werden und bestimmte Tätigkeitsfelder für Angehörige eines Berufs reserviert werden." (vgl. Heidenreich, 1999, S. 46)

Da es aber bis heute keine einheitliche und allgemeingültige Definition von Professionalität und Professionalisierung gibt, sollen im Folgenden drei gängige Erklärungsansätze zur Professionalisierung erläutert werden.

1.1 Struktur- und funktionsorientierter Erklärungsansatz

In den 1960er Jahren befasste sich unter anderem Hans Albrecht Hesse (1972) mit der Professionalisierungsthematik, in dem er nach einer englischsprachigen Literaturanalyse einige Kriterien aufzählte, die eine Profession kennzeichnen sollen. Zu diesen Kriterien gehören unter anderem (Hesse, 1972, zitiert nach Weidner 1999, S.21):

> ➤ *„Berufstätigkeit beruht auf einer langandauernden, theoretisch fundierten Spezialausbildung"*
> ➤ *„Berufsangehörige sind in ihrer Praxis an bestimmte Verhaltensregeln gebunden"*
> ➤ *„Die Berufstätigen sind in einem Berufsverband mit weitgehender Selbstverwaltung und Diziplinargewalt organisiert"*
> ➤ *„Die Arbeit der Berufsangehörigen ist ein Dienst der Allgemeinheit; sie dient dem öffentlichen Wohl, der Stabilität der Gesellschaft und weniger der Befriedigung privater Interessen der Berufsangehörigen"*
> ➤ *„Die Berufsangehörigen gelten als Experten und genießen weitestgehend persönliche und sachliche Entscheidungs- und Gestaltungsfreiheit"*

4

Unter diesen und weiteren Gesichtspunkten wurden Ärzte, Juristen und Theologen, als die drei „klassische" Professionen benannt, da sie für die Gesellschaft, aber auch für den Einzelnen, autonom, wichtige Aufgaben in ihren Tätigkeitsbereichen erfüllen (vgl. Weidner, 1995a, S.27ff). Berufe, die einige Kriterien erfüllen, jedoch nicht alle, werden als Semi-Profession bezeichnet. Zu dieser Semi-Profession gehörte auch schon früh der Beruf des Gesundheit- und Krankenpflegers, wie unter anderem Amitai Etzioni 1969 in seinem Buch bestätigt.

1.2 Prozessorientierten Erklärungsansatz

Bei dem Prozessorientierten Erklärungsansatz den Heinz Hartmann 1968 in einem Artikel beschrieb, geht es um den Prozess von der Arbeit, zum Beruf und vom Beruf zur Profession (Professionalisierung). Ebenso aber um die Gegenentwicklung von der Profession, zum Beruf, zur Arbeit (Deprofessionalisierung). Ein Beruf kann sich somit zu einer Profession entwickeln, wenn bestimmte Kriterien erfüllt werden (vgl. Weidner, 1999, S.21f). Hartmann sieht diese Kriterien in zwei Dimensionen (vgl. Hartmann, 1968, S. 201 ff.). Zum einen die des Wissens und zum anderen die der sozialen Orientierung. Die Systematisierung von Wissen und die „Verwissenschaftlichung" (vgl. Hartmann, 1968, S. 203) führt die Arbeit zum Beruf und den Beruf zur Profession. Auf der sozialen Dimension erfährt der Beruf eine zunehmende „Vergesellschaftung" (vgl. ebd.) und somit auch ein höheres Ansehen in der Gesellschaft. Gegenüber der Professionalisierung steht die Deprofessionalisierung, die ebenso in diesem Prozess stattfinden kann, wenn einem Beruf zum Beispiel Aufgaben entzogen werden und das gesellschaftliche Ansehen dadurch sinkt. Ein Ansatz dieser Deprofessionalisierung ist beispielsweise aktuell bei der Altenpflege zu beobachten, da dem Berufsstand immer mehr Aufgaben von anderen Berufsständen, wie zum Beispiel Medizinisch-Technische Assistenten „weggenommen" werden und andere Aufgaben werden zum Beispiel auf Pflegeassistenten verteilt werden, die wirtschaftlich günstigere Arbeitskräfte sind. Wenn sich dieser Prozess fortsetzt kann es im Bereich der Altenpflege in der Zukunft zu einer Berufsauflösung kommen. Heinz Hartmann versteht die Professionalisierung also als Prozess, der Berufe neu entstehen lassen kann und diese sich zur Profession entwickeln können, aber ebenso Berufe auch deprofessionalisiert werden können und ihren Berufsstand verlieren können (vgl. Hartmann, 1968, S. 203 ff.).

In diesem Erklärungsansatz befindet sich die Pflege ebenfalls auf dem Stand der Semi-Profession, da der Beruf der Pflege aufgrund der zahlreichen Studiengänge und der Akademisierung auf einem guten Weg zur „Verwissenschaftlichung" (Hartmann, 1969, S. 203) ist, jedoch dieser noch lange nicht vollendet ist. Auf sozialen Dimension erfährt der Beruf ebenfalls ein höheres Maß an Anerkennung, jedoch erhält die Pflege längst kein Monopol in der Gesellschaft für die Ausführung der Pflege. Die Pflege ist weiterhin eine Tätigkeit, die sich auch viele Laien selbstständig zutrauen und es wird auch in absehbarer Zukunft nicht nur von ausgebildeten Fachkräften durchgeführt werden.

1.3 Handlungsorientierten Erklärungsansatz (Oevermann)

Ulrich Oevermann (vgl. 1981) entwickelte einen etwas anderen Erklärungsansatz der Professionalisierung, der den Fokus auf das professionalisierte Handeln legt. Oevermann entwickelte 1981 einige Kriterien, die seiner Ansicht nach professionelles Handeln kennzeichnen (Oevermann 1981, zitiert nach Weidner 1999, S. 23):

> ➤ *„Zusammenhang von Regelwissen und Fallverstehen"*
> ➤ *„Wechselseitigkeit von Begründung und Entscheidungszwängen"*
> ➤ *„Autonomie der Lebenspraxis der Patienten und Klienten"*
> ➤ *„Subjektive Betroffenheit des Patienten"*
> ➤ *„Analytische Distanz des Professionellen"*
> ➤ *„Keine vollständigen Handlungsstandards"*

Das professionelle Handeln setzt also, wie bei den anderen Modellen auch, wissenschaftlich basiertes Regelwissen voraus, dass aber auf Einzelfälle angewendet werden muss. Die Patienten/ Klienten sind jeweils Einzelfälle, die die allgemein bekannten Probleme auf eine individuelle Art, durch Biographien, Lebenseinsichten und Erfahrungen, mit sich tragen (vgl. Weidner, 1999, S. 23). Das wissenschaftlich erworbene Wissen muss also an den Einzelfall angepasst werden um eine effektive und professionelle Behandlung zu gewährleisten. Das in „wissenschaftlichen Qualifikationsgängen erworbene[s] systematische[s] Regelwissen" (Weidner, 1999, S 23.), ist jedoch nicht als endgültig zu betrachten, sondern es ist immer wieder dem aktuellen Stand anzupassen (vgl. ebd.). Oevermann sagt, dass der professionell handelnde Gesundheits- und Krankenpfleger sein Wissen nur dann dem Patienten gut vermitteln kann, wenn er eine nötige Nähe, jedoch auch eine professionelle Distanz zu dem Patienten aufbaut, dies ist gerade in der Arbeit mit psychisch Kranken Menschen extrem wichtig. Eine weitere Kernaussage von Oevermann ist, dass die Handlungen der Professionellen nicht vollständig standardisieren werden sollten, da der Patient ein Individuum darstellt, dass ebenfalls keine standardisierte Reaktion zeigt (vgl. Oevermann, 1981, zitiert nach Weidner, 1999).

> *„Somit wird Professionalität als eine situative Kompetenz verstanden, die unter Abschwächung der berufsständischen Aspekte des Professionalisierungsbegriffes die „Anforderungen an das Berufshandeln" als harten Kern definiert. D.h. es geht hier um die Fähigkeit, wissenschaftlich fundierte und abstrakte Kenntnisse in konkreten Situationen angemessen anwenden zu können" (Weidner, 1995b, S.49)*

2. Professionalisierungsstand in Deutschland

In diesem Abschnitt wird der aktuelle Stand der Integration von Wissenschaft in den Beruf der Pflege untersucht. Dabei ist es wichtig verschiedene Komponenten zu beachten. Zu diesen Komponenten gehört die Pflegewissenschaft, als wissensgenerierende Komponente und die Pflegepraxis als Komponente, die dieses Wissen umsetzt. Damit diese Komponenten bestmöglich zusammenarbeiten ist es wichtig, dass sowohl die Praxis, als auch die Theorie gut ausgebildet ist. Daher wird in diesem Kapitel ebenfalls der Stand der Akademisierung betrachtet.

2.1 Im Bezug auf die Entwicklung der Pflegewissenschaft

Es ist noch nicht lange her, da war die Pflege noch ein Assistenz- und Teilgebiet der Medizin. In Deutschland entwickelte sich erst Ende der 1980er, Anfang 1990er Jahren ein eigener Wissensbereich für die Pflege. 1989 wird der Deutsche Verein zur Förderung von Pflegewissenschaft und -forschung e.v. gegründet. Der DBfK entwickelt Anfang der 90er das Agnes-Karll-Institut für Pflegeforschung und 1993 kommt es durch Krohwinkel zum ersten Ergebnis eines pflegespezifischen Forschungsprojekts in Deutschland (vgl. Weidner, 1995b, S.106). Ab Mitte der 90er integrierte sich die evidenzbasierte Pflege und 1999 wurde das Deutsche Zentrum für evidenzbasierte Pflege gegründet. „Unter evidenzbasierter Pflege wird eine Vorgehensweise verstanden, nach der Patienten oder Bewohner eine Versorgung erhalten, die nach dem besten Stand des Wissens -möglichst wissenschaftlich belegt- und nach den Bedürfnissen des Patienten oder des Bewohners gestaltet wird" (Huhn, 2015, S. 19). Die Pflege wird also langsam autonom und untersucht wissenschaftlich ihre „eigenen Themen". Doch bis heute ist das Pflegewissen noch nicht ausreichend systematisiert (vgl. Osterbrink, 2010, S. 1023). Das erkennt man unter anderem daran, dass ein Großteil des Unterrichts in Gesundheits- und Krankenpflegeschulen weiterhin von Ärzten unterrichtet wird und die Ausbildung meist noch naturwissenschaftlich ausgelegt ist. Das Krankenpflegegesetz (2003) und die Ausbildungs- und Prüfungsverordnung für die Berufe der Krankenpflege (KrPflAPrV) haben bereits vor 15 Jahren begonnen den Schwerpunkt zu verändern und es ist davon auszugehen, dass das neue generalistische Krankenpflegegesetz (2020) den Schwerpunkt nochmals mehr auf die speziellen pflegerischen Tätigkeiten legt. Dies sollte dazu beitragen, dass die Gesundheits- und Krankenpflege ihren eigenen Wissensbereich fokussiert und somit weitere Autonomie erlangt. Die Integration von Pflegewissenschaften in die berufliche Praxis führt also dazu, dass die Pflege eigenständiger wird und somit auch nach der Meinung von Hesse (1968), Hartmann (1968) und Oevermann (1981) auf dem Weg zu einer Profession ist. Dafür ist jedoch Notwendig, dass das „Wissensmanagement als ein Prozess aller Beteiligten" gesehen wird (Huhn, 2015, S. 20). Beteiligt sind die Pflegewissenschaft, die das Wissen generiert und über Publikationen und Dissertationen verfügbar macht, die

Lehrenden, die das aktuelle Wissen vermitteln und die die Praktiker, die das Wissen in die Praxis transferieren (vgl. ebd.).

Obwohl sich in den letzten Jahren schon viele Erfolge bei der Etablierung von Pflegewissenschaft und -forschung verzeichnet werden konnten, ist Deutschland im internationalen Vergleich nach wie vor eines der Schlusslichter (vgl. Behrens et. al., 2012, S.4).

Es stellt sich jedoch die Frage in wie weit die Pflegewissenschaft schon in den Beruf der Gesundheits- und Krankenpflege integriert ist. Seit Entstehung der Pflegewissenschaft Anfang der 90er Jahre wird das reine Erfahrungswissen, auf das die Gesundheits- und Krankenpflege sich vor der Integration der Pflegewissenschaft beruhte, nun unter wissenschaftlichen Methoden geprüft und als systematisiertes pflegerisches Wissen zusammengetragen und angelegt, was der Pflegepraxis zu einer besseren und effektiveren Pflege verhelfen soll. Dafür gibt es zahlreiche positive Beispiele, wie das überprüfen des Fixierungsmanagements durch eine Studie von Köpke und Kollegen 2012, die nachwiesen, dass Fixierungsmaßnahmen nicht helfen, stürze zu verhindern oder zu verringern. Als Ergebnis wird eine Fixierung als Grund um einen Stutz zu verhindern rechtlich nicht mehr anerkannt und die Fixierungszahlen sind heruntergegangen. (vgl. Köpke et. al., 2012). Es gäbe zahlreiche weitere Beispiele für erfolgreich durchgeführte empirische Studien mit Auswirkungen auf die Pflegepraxis, die ich aber leider aus Platzgründen nicht ausführen kann. Weidner sagte jedoch 1955, dass das systematisierte Wissen noch weitgehend nicht vorhanden ist (vgl. Weidner, 1955, S.55) und Monika Krohwinkel bestätigt 2007 im Rahmen ihrer Apoplexie Forschung, dass auch weiterhin mehrere „defizitäre Kategorien" in der Pflege vorhanden sind (vgl. Krohwinkel, 2007 zitiert nach Huhn 2015). Dies hängt zum einen damit zusammen, dass die aktuellen Pflegestandards immer wieder überprüft und angepasst werden müssen und zum anderen immer wieder neue Forschungsfragen aus der Praxis auftauchen, die untersucht werden müssen. Da die Pflegewissenschaft bis heute noch eine relativ kleine Wissenschaft in Deutschland ist, ist es dieser nicht möglich alle aktuellen Forschungsfragen aufzuklären.

2.2 Im Bezug auf den Akademisierung

Essentiell dafür die schon erarbeiteten Ergebnisse umzusetzen ist jedoch, dass die Pflegebasis/ Pflegepraxis so gut ausgebildet ist, dass sie entwickelten Konzepte auch umsetzen kann. Nach Ansicht der struktur- und funktionsorientierten Professionstheorie ist eine Akademisierung oder eine „langandauernde, theoretisch fundierte Spezialausbildung" (Weidner, 1995a, S. 21) notwendig. Dies entspricht auch dem heutigen allgemeinen Konsens der Wissenschaftler. Unter diesen Gesichtspunkt der Professionalisierung befindet sich die Gesundheits- und Krankenpflege noch am Anfang der Professionalisierung, da es nur wenige Angehörige des Berufes gibt, die bereits Akademisch ausgebildet sind oder eine langjährige fundierte Fachausbildung haben (zum Beispiel Fachweiterbildung, Bachelor- oder Masterstudium).

Doch seit den 1990ern werden immer mehr Studiengänge für Angehörige der Pflegeberufe geschaffen, wie Julia Lademann et. al. in einer Analyse feststellen konnten (Lademann, Latteck, et. al., 2016, S. 333) und es besteht die Möglichkeit Pflegewissenschaft, Pflegemanagement, Pflegepädagogik, Pflege (Nursing) und weiteres zu studieren. Da diese Studiengänge jedoch alle noch relativ jung sind und der Beruf der Pflege sehr groß ist, befindet sich der Akademisierungsgrad der Angehörigen von Pflegeberufen noch im Anfangsstadium (Schaefer, 1999, S.148ff.). Positiv ist hervorzuheben, dass daran gearbeitet wird die Pflege zu akademisieren, gerade an Schlüsselstellen wie der zum Beispiel der Lehrerbildung gibt es seit 2003 schon gesetzliche Vorgaben, die ein Masterstudium als Voraussetzung für eine vollwertige

Lehrkraft vorgeben (Ausbildungsrichtlinien NRW). Die akademisch ausgebildeten Angehörigen der Pflegeberufe erhalten zurzeit oft Stabsstellen zwischen Pflegepraxis und Pflegemanagement und sind dafür zuständig Pflegekonzepte und Standards in der Praxis zu integrieren und Forschungsfragen zu generieren, sie arbeiten aber meist noch nicht an der Pflegebasis.

2.3 Im Bezug auf den Praxistransfer

Negativ zu bemerken ist, dass der größte Teil der Pflegepraxis weiterhin von nicht akademisierten oder spezialisierten Pflegekräften (Fachweiterbildung) übernommen wird, dadurch dass noch zu wenig ausgebildete Fachkräfte vorhanden sind. Diese Umstände machen es oft schwer die wissenschaftlich erarbeiteten Konzepte umzusetzen, da die nicht akademisierten und nicht spezialisierten Pflegekräfte nur unzureichend darin geschult sind Konzepte in die Praxis zu transferieren und wissenschaftlich fundiert zu arbeiten. Auch das mangelnde Bildungs- und Entwicklungsinteresse der Angehörigen der Pflegeberufe spielt dabei eine Rolle. Siegfried Huhn führt dies 2015 auf die Fakten zurück, dass Fortbildungen meist nur vom selben Personenkreis besucht werden und Fachzeitschriften oft nur in einer geringen Auflagenzahl produziert werden (vgl. Huhn, 2015, S.20). Der weitere Wissenserwerb ist also vom persönlichen Interesse und dem Engagement der Pflegenden abhängig und es wird nicht als berufliches Selbstverständnis oder verpflichtend angesehen (vgl. Huhn, 2015, S.20). Daran zeigt sich, dass die Pflegewissenschaft noch nicht ausreichend in den praktischen Pflegealltag integriert ist und somit auch oft fachliche Vorgaben als Zwang erlebt werden, die ignoriert wird, da es ja in absehbarer Zeit wieder neue Erkenntnisse gibt (vgl. Huhn, 2015, S.20). Außerdem wird der Pflegewissenschaft oft vorgeworfen, dass sie die „wirklich relevanten Fragen für die pflegerische Praxis nicht genügend beachtet" (Osterbrink,2010, S. 1023).

Der Praxistransfer ist also auch heute noch ein großes Problem, dabei bemerkt Huhn treffend:

9

„Die theoretische Arbeit braucht praxisnahe Informationen, und die personennahe Arbeit braucht theoretische Fundierung" (Huhn, 2015, S. 21)

2.4 Zwischenzusammenfassung

Zusammenfassend lässt sich also sagen, dass die Wissenschaft bereits in die Pflege angekommen ist, jedoch noch auf einem nicht befriedigenden Grad. Konzepte wie Psychoedukation und Expertenstandards tragen dazu bei, dass es gewisse Handlungsstandards in der Pflege gibt, die auch von der Pflege umgesetzt werden, jedoch sind die Pflegekräfte aufgrund ihrer fehlenden akademischen Ausbildung nicht immer ausreichend geschult für die Umsetzung aller Konzepte. In Deutschland wird jedoch daran gearbeitet, dass die Pflege einen höheren Grad der Akademisierung erlangt. Nachdem die Schlüsselstellen in der Pflege akademisch besetzt sind wird die Akademisierung auch an der Pflegebasis ankommen und dann hat die Pflege auch eine gute Chance den Status der Profession zu erreichen.

Bei der alleineigenen Betrachtung der wissenschaftlichen Komponente fehlen vielen Wissenschaftlern, wie zum Beispiel Oevermann die Handlungskompetenz. Schöniger und Abt-Zegelin warnen davor, dass Pflegestandards und Konzepte keine Gesetze werden sollen, die den alltäglichen Pflegesituationen wiedersprechen (vgl. Schöniger und Abt-Zegelin, 1998, S. 308). Daher wird im nächsten Abschnitt zunächst auf das Konzept Psychoedukation eingegangen und dann anhand der Professionstheorie von Oevermann reflektieren wie der Stand der Professionalisierung am konkreten Beispiel des Psychoedukationskonzepts ist.

3. Psychoedukation, als ein wissenschaftlich basiertes Konzept

3.1 Definition

Der Begriff Psychoedukation setzt sich aus zwei Teilen zusammen „psychotherapie" und „education", dabei kann man Psychoedukation problemlos ins Deutsche übersetzen, „education" hingegen soll nicht „Erziehung", sondern „Aufklärung, Wissenserarbeitung und Bildung bedeuten (vgl. Bäuml, Pitschel-Walz; 2007).

Mit dem Begriff Psychoedukation ist also eine systematisch, strukturierte, didaktische Informationsvermittlung an den Patienten und seine Angehörigen über die eigene Erkrankung und die Behandlung gemeint. (vgl. ebd.). Psychoedukation soll somit das Krankheitsverständnis und den „selbstverantwortlichen Umgang" (vgl. ebd.) damit fördern um der Krankheitsverarbeitung Beistand zu leisten.

3.2 Geschichte

Der Ursprung der Psychoedukation liegt in der Verhaltenstherapie und wurde erstmals von Anderson 1980 verwendet (vgl. Anderson, CM, Gerard, E, Hogarty, GE, Reiss; 1980, S. 495 ff.). Anderson verwendete den Begriff um sein verhaltenstherapeutisches Konzept zu beschreiben, dass aus vier verschiedenen Säulen besteht: Unterweisung der Patienten über ihre Krankheit, Problemlösungstraining, Kommunikationstraining und Selbstdurchsetzungsschulung unter Einbeziehung der Angehörigen. Zu diesem Zeitpunkt war Psychoedukation keine unabhängige, vollständig eigenständige Methode, sondern eine Kombination aus verschiedenen therapeutischen Elementen. Nachdem sich dieser Ansatz als erfolgreiche Methode herausgestellt gründete sich Mitte der 1980er Jahre eine Arbeitsgruppe in Deutschland, die sich intensiv mit dem Thema Psychoedukation auseinandergesetzt hat und so eine „gut definierte, manuelle und curriculumorientierte therapeutische Methode" entwickelte (vgl. Bäuml, et. al. 2006). Im Rahmen der Psychotherapie bezog sich die Arbeitsgruppe auf „den Teil der Behandlung, bei dem die aktive Informationsvermittlung, der Erfahrungsaustausch unter den Betroffenen und die Bearbeitung allgemeiner Krankheitsaspekte im Vordergrund stehen" (vgl. ebd.). Nachdem das Konzept in verschiedenen Fachkliniken implementiert worden ist und statistische Erhebungen eine signifikant geringere Rehospitalisierungsrate bei Patienten ergaben, die Psychoedukation erhielten (Bäuml, Kissling, Pitschel-Walz; 1996), wurde dieses Konzept mit in die Behandlungsleitlinien für Schizophrenie aufgenommen (Die Deutsche Gesellschaft für Psychiatrie 2006). Während das Konzept früher ehr darauf ausgerichtet war, dass die Gruppe von Ärzten und Psychologen geführt wird, beweist eine Studie von Rummel-Kluge, Bäuml, Kissling und Pitschel-Walz (vgl. Rummel-Kluge et. al., 2006, Tabelle 7), dass heute auch das Pflegepersonal einen Großteil der Gruppenleitung in Deutschland, Österreich und der Schweiz übernimmt. Das wissenschaftlich erarbeitete Konzept ist also in den Bereich der Pflege übergegangen und wird multiprofessionell standardmäßig in fast jeder Psychiatrie Deutschlands, Österreichs und der Schweiz durchgeführt.

3.3 Ziele

Im Konsensuspapier der Arbeitsgruppe von Bäuml und Pitschel-Walz (vgl. Bäuml, Pitschel-Walz, 2007) werden die Ziele für **Patienten, Angehörige /Bezugspersonen und für Professionelle** unterscheiden. Das übergeordnete Ziel für die **Patienten** bei der Psychoedukation ist die Gesundheitsförderung und Förderung der Ressourcen, dass erreicht werden soll indem der Patient eine Verbesserung des Informationsstandes bezgl. Verlauf, Ursachen und Behandlungsmöglichkeiten erhält, in seiner Mit-Entscheidung befähigt wird, emotionale Entlastung erfährt, in seiner langfristigen Behandlungsbereitschaft gefördert wird, Bewältigungsstrategien erlernt und eine Sicherheit im Umgang mit seiner Erkrankung erlangt (vgl. Bäuml, Pitschel-Walz, 2007, S. 4).

Das übergeordnete Ziel der **Angehörigen** ist ebenfalls die „Förderung der Kompetenz im Umgang mit den Betroffenen" (vgl. ebd.). Dadurch soll der Verlauf der Erkrankung des Patienten positiv beeinflusst und die Problemlösungsstrategien verbessert werden.

Und das Übergeordnete Ziel für die **Professionellen** ist ein besseres Behandlungsergebnis auf kurzfristige und langfristige Sicht, in dem die Patienten und Angehörigen eine höhere Selbstkompetenz erlangen (vgl. ebd.). Im Verlauf der Psychoedukation erlangt der Professionelle eine bessere Wahrnehmung für die Bedürfnisse und Nöte des Patienten und des Angehörigen. Außerdem werden die Ressourcen erkannt, ein besseres Verhältnis geschaffen und die Perspektiven in Sicht auf Erlebens- und Bewältigungsmöglichkeiten erweitert.

3.4 Vorgehensweise/ Struktur

Die Sitzungen werden von einem Therapeuten und einem Co-Therapeuten geleitet, die die Sitzung zusammen führen. Ein bewährter Handlungsablauf ist Begrüßung -> Eröffnungsrunde -> Wiederholung -> Erarbeiten des Themas der aktuellen Sitzung -> Zusammenfassung -> Feedbackrunde. Bei dieser Erarbeitung kommen verschiedene Instrumente wie Flipchart, Informations- und Arbeitsblätter, Videos, Broschüren usw. zum Einsatz (vgl. Bäuml, Pitschel-Walz, 2007, S. 11). Insgesamt gibt es je nach Konzept 10-14 Sitzungen, die jeweils ca. eine Stunde dauern.

Bei der Sitzung werden verschiedene psychotherapeutische Grundprinzipien und Techniken angewandt, die den Patienten eine angenehme Atmosphäre verschaffen sollen. Damit ein Patient sich in der Atmosphäre wohlfühlen kann, sind verhaltenstherapeutische Grundprinzipien wie strukturiertes Vorgehen, Transparenz, schaffen einer angstfreien Atmosphäre, systematische soziale Verstärkung, aktives Zuhören, zulassen von Gesprächspausen, Einsatz von Rollenspielen und Ressourcenorientierung wichtig. Der Gruppenleiter orientiert sich ebenfalls an gesprächspsychotherapeutische Prinzipien wie Echtheit, Akzeptanz und Empathie. Die Gruppenleiter übernehmen eine Moderationsfunktion und leiten die Patienten durch die Stunde, in dem sie unter andrem beispielhaft typische Erlebnis und Bewältigungsweisen einbringen (vgl. ebd.). Es ist jedoch wichtig zu beachten, dass die Gruppenleiter keine Dozenten oder ähnliches sind, sondern die Teilnehmer sich die Inhalte der Stunde mit ihrer Erfahrung selbstständig erarbeiten. Die Gruppenleiter fassen zusammen und geben Hinweise, doch sie präsentieren nicht einfach nur ihre Inhalte. Es ist also wichtig die wissenschaftlich erarbeiteten Inhalte und den Handlungsstrang einer Sitzung im Blick zu haben, auf der anderen Seite jedoch muss man jeden individuellen Patienten sehen und auf diesen eingehen.

Schlussfolgernd scheint es also sehr wichtig zu sein nicht nur wissenschaftlich fundiert, sondern auch individuell handlungsorientiert zu arbeiten. Darauf soll im nächsten Kapitel noch detaillierter eingegangen werden.

3.5 Wissenschaftliche Evidenz

2017 fassten Fr. Pitschel-Walz und Bäuml in einem Review Artikel (vgl. Ptischel-Walz, Bäuml, 2017, S. 193ff.) die wissenschaftliche Evidenz der Psychoedukation bei schizophrenen Psychosen zusammen. Seit Anfang der 1990er Jahre wurde die Psychoedukation einer Vielzahl an kontrollierten empirischen Überprüfungen unterzogen. Es begann mit Mari und Steiner (1994), die eine erste Metaanalyse über die Wirksamkeit von Familieninterventionen durchführten. In diese Analyse gingen 6 randomisierte Studien mit einer Gesamtpatientenzahl von 350 ein, in denen die Effekte der Interventionen im Vergleich zur Standardversorgung untersucht worden sind. Resultat der Analyse war, dass im Zeitraum von 6 Monaten bis 2 Jahren eine signifikant verringerte Rehospitalisierungsrate und eine signifikant verbesserte Compliance der Patienten gegenüber der Medikation erzielt worden ist (vgl. Mari, Streiner 1994 zitiert nach Ptischel-Walz, Bäuml, 2017, S. 193ff.). Im Jahr 2001 führte Fr. Pitschel- Walz et al. eine weitere Meta-Analyse durch, bei der ebenfalls eine um 20 Prozent geringe Rückfallrate nachgewiesen werden konnte (vgl. Pitschel-Walz et. al., 2001 S. 90ff.). Ebenfalls wurde durch die Wissenschaftler herausgefunden, dass die Langzeit-Interventionsprogramme, die sich auf mehr als 3 Monate erstrecken einen Vorteil gegenüber den Kurzinterventionen haben, auch der Einbezug der Angehörigen hatte weitere Effekte auf die Patienten. Daraufhin folgten weitere Metaanalysen von Pekkala und Merinder 2002 und Lincoln et. al.. 2007, die aus Platzgründen nicht ausführlich besprochen werden. Die aktuellste Meta-Analyse von Cochrane-Review 2011 (vgl. Xia et. al., 2011 zitiert nach Ptischel-Walz, Bäuml, 2017, S. 193ff.) schloss 5142, meist stationär, behandelte Patienten aus 44 Studien ein. Auch diese Meta-Analyse kam zu dem Ergebnis der signifikant niedrigeren Rückfallrate und zu einer zumindest kurzfristigen Verbesserung der Medikamenten Compliance, bei den Patienten die Psychoedukation erhalten haben.

Zusammenfassend kann man also feststellen, dass die wissenschaftliche Evidenz der Psychoedukation seit den 1990er Jahren durch zahlreiche Studien und Forschungen hinreichend belegt wurde. Die Psychoedukation ist ein Konzept, dass sowohl den Pflegenden, als auch den Patienten zu einem besseren Umgang mit der Erkrankung verhilft und langfristige Erfolg verzeichnen kann.

4. Verbindung von Oevermanns Professionstheorie zum Konzept Psychoedukation

Oevermann beschreibt in seinem Konzept (1981), dass Fachlichkeit alleine kein professionelles Handeln bedeutet. Er legt in seiner Theorie den Fokus auf die Kombination aus Regelwissen und Fallverstehen. Oevermann ist davon überzeugt, dass man in bestimmten Einzelfällen vom Regelwissen abweichen sollte, wenn dies notwendig ist und man dies begründen kann. Psychoedukation bedeutet unter anderem das man Patienten den Freiraum lässt ihre eigenen Erfahrungen, Empfindungen oder Bewältigungsmethoden in die Gruppe einzubringen. Ein starres, bis ins letzte Detail durchgeplante Gruppensitzung, die nicht an die individuelle Gruppe angepasst ist würde wenig Compliance und somit auch wenig Erfolg erzielen. Auch andere Wissenschaftler wie Sprondel (vgl. Sprondel, 1972, S. 21ff.) unterstützen Oevermanns Aussage, dass eine zu eng ausgelegte Pflege der Professionalisierung wiedersprechen, da kein Spielraum mehr für das Fallverstehen gegeben ist. Richter beschreibt dies 1998 mit ähnlich treffenden Worten: "Es geht immer um eine Abstimmung, d.h. einen Aushandlungsprozess zwischen den Interessen, Wünschen und Bedürfnissen des Patienten einerseits und dem professionellen Wissen andererseits." (Richter 1998, S.261). Er beschreibt ebenfalls, dass das Wissen gegen die Bedürfnisse und Interessen des Patienten abgewogen werden muss. Auch Martin Moers schließt sich den Vorgängern an und schreibt 2000, dass ein Praktiker die allgemeine Wissensbasis mit dem individuellem Fallverstehen verknüpfen muss, um die Arbeit als Pflegekraft professionell zu absolvieren (vgl. Moers, 2000, S. 23). Der Meinung von Oeverman und den anderen Wissenschaftlern wie Spondel, Richter oder Moers kann man die Professionalisierung also nicht gleichsetzen mit der Verwissenschaftlichung, da bei den meisten Professionalisierungsansätzen die Orientierung am Individuum fehlt, die in der Pflege enorm wichtig ist. Hilde Steppe sagte 1995 passend dazu, dass „…überall dort, wo alles im Detail handlungsanweisend geregelt werden kann, sind Professionen eigentlich überflüssig oder wenigstens nicht unbedingt erforderlich." (Steppe, 1995, S.60). Bei der Pflege ist es jedoch unerlässlich auch auf den individuellen Fall zu achten.

Wenn ein Patient beispielsweise bei der der Psychoedukationsstunde wo es um Medikamente geht angibt, dass er bereits seit mehreren Jahren Neuroleptika nimmt, sich jedoch einmal in der Woche auch ein Wein mit seiner Frau „gönnt" und jeden Morgen einen Kaffee trinkt, dann ist es nicht produktiv dem Patienten zu verbieten das eine Glas Wein in der Woche oder den Kaffee am Morgen zu trinken, auch wenn das Fachwissen suggeriert, dass die Kombination von Alkohol und Neuroleptika oder Koffein und Neuroleptika nicht gut ist (vgl. Dreher, 2017). Unter dem Blickwinkel von Oevermann und den weiteren oben genannten Wissenschaftlern wäre es therapeutisch gesehen natürlich wichtig auf die Risiken hinzuweisen, jedoch ist es ebenfalls wichtig den Fall zu verstehen und auch kleinere Abweichungen zuzulassen, wenn diese dem Patienten zum Wohlbefinden verhelfen.

Beim handlungsorientierten Erklärungsansatz von Oevermann sollte es also keine vollständigen Handlungsstandards geben.

Das Konzept der Psychoedukation gibt zwar einen Leitfaden vor, von dem die Gruppenleiter jedoch nach der hermeneutischen Kompetenz des Fallverstehens abweichen können und dürfen. Die Gruppe wird also individuell an das aktuell vorhandene Patientenklientel angepasst. Das bezieht sich auf die Dauer der Stunden, die Anzahl der Stunden, das Aufnahmevermögen der Patienten und den Gruppenverlauf, dies wurde 2005 im Arbeitsbuch von Bäuml J, Pitschel-Walz, Berger , Gunia und Juckel festgehalten (vgl. Bäuml et. al., 2005). Die jeweiligen Gruppenleiter entscheiden nach ihrem Ermessen in welchem Rahmen die

Gruppe durchgeführt wird. Dies ist ganz nach dem Verständnis des handlungsorientierten Erklärungsansatzes nach Oevermann.

5. Beitrag der Psychoedukation zur Professionalisierung

Im vorherigen Kapitel wurde nun erläutert, dass bei dem Konzept der Psychoedukation sowohl die wissenschaftliche, als auch die handlungsorientierte Komponente eine Rolle spielt. Es stellt sich jedoch die Frage was Trägt nun die Psychoedukation zu Professionalisierung der Pflege bei?

Diese Frage zu beantworten ist nach den letzten Abschnitten einfach. Die Psychoedukation ist ein wissenschaftlich erarbeitetes Konzept, mit dem die Pflege im Alltag der Psychiatrie arbeitet um Patienten eine effektive Unterstützung im Bezug auf Compliance, Rehospitalisierungsrate und krankheitsbezogenes Wissen zu geben. Die 10-14 Stunden sind grundsätzlich strukturiert und systematisch durchgeplant, so dass die Pflege von dem erarbeiteten Wissen der Arbeitsgruppe von Bäuml und Pitschel-Walz profitieren kann. Mit Sicherheit wurden im Stationsalltag in Zeiten vor der Psychoedukation ebenfalls psychoedukative Gespräche geführt, zum Beispiel wenn ein Patient im Alltag fragt: Warum bin ich überhaupt an Schizophrenie erkrankt, oder wie wirken denn meine Medikamente? Die Angehörigen der Pflege werden auch diese Fragen beantwortet haben und die Patienten haben ebenfalls etwas gelernt und Akzeptanz gewonnen. Es bedeutet also nicht, dass die Angehörigen des Pflegeberufs vor der Einführung einer Psychoedukationsgruppe unwissend waren, doch mit Entwicklung der Psychoedukation ist es so, dass dieses Wissen systematisch zusammengetragen worden ist und wissenschaftlich belegt wurde und nun jeder Patient die gleiche Möglichkeit erhält an Informationen zu gelangen, ob er nun selbstständig fragt oder nicht. Optimaler Weise verlassen also alle Patienten die psychiatrische Fachklinik mit dem gleichen wissenschaftlich erarbeiteten Wissen, was sie in ihrem zukünftigen Alltag unterstützt. Man kann also sagen, dass dieses konkrete Konzept der psychiatrischen Pflege zu einer Professionalisierung verholfen hat, unabhängig davon welches der drei angeschnittenen Professionalisierungskonzepte man als Maßstab nimmt, denn wie Anfangs schon erwähnt, spielt bei allen Professionstheorien das wissenschaftlich fundierte, systematisch erarbeitete Wissen eine entscheidende Rolle. Dadurch dass der Stand der Akademisierung jedoch noch lange nicht vollendet ist und die Pflege sich erst langsam zu einem autonomen Wissensbereich entwickelt, wird der Beruf der Pflege nach den Kriterien der meisten Modelle wie zum Beispiel nach dem prozessorientierten Erklärungsansatz (vgl. Hartmann, 1968) und dem struktur- und funktionsorientierten Erklärungsansatz (vgl. Hesse, 1968) als eine Semi-Profession gesehen. Nicht zu vergessen ist jedoch auch, dass das individuelle Fallverstehen, wie im vorherigen Kapitel beschrieben, ebenfalls einen Platz in dem Konzept der Psychoedukation findet. Nach dem Professionalisierungsgedanken von Oevermann (vgl. Oevermann, 1981) ist die Pflege an diesem konkreten Beispiel gesehen also eine Profession, da sie Regelwissen und

Fallverstehen unter der Wechselseitigkeit von Begründungs- und Entscheidungszwängen nutzen kann. Es wird individuell auf jeden Patienten eingegangen und trotzdem wird das wissenschaftlich fundierte, strukturiert zusammengetragene Regelwissen angewandt.

Die Kriterien die Oevermann an eine Profession stellt: *"Zusammenhang von Regelwissen und Fallverstehen"*; *"Wechselseitigkeit von Begründung und Entscheidungszwängen"*; *"Autonomie der Lebenspraxis der Patienten und Klienten"*; *"Subjektive Betroffenheit des Patienten"*; *"Analytische Distanz des Professionellen"* ; *"Keine vollständigen Handlungsstandards"* (Oevermann, 1981, zitiert nach Weidner 1999, S. 23) können also von dem Gesundheits- und Krankenpfleger, der die Psychoedukationsgruppe durchführt, in dem Moment, erfüllt und durchgeführt werden.

Schlussbetrachtung/ Ausblick:

In der Hausarbeit wurden die Professionalisierungstheorien von Oevermann, Hesse und Hartmann vorgestellt und erläutert. Die drei Theorien haben aufgezeigt, dass es viele verschiedene Ansätze von Professionalisierung gibt. Bei näheren Hinsehen ist aufgefallen, dass die drei Ansätze zwei "gemeinsame Säulen" haben, und zwar die wissenschaftlich fundierte Grundlage der Ausbildung und die Autonomie. Die Theorien zeigen zwar wesentliche Unterschiede, doch sie haben gemeinsame Grundbausteine.

Es wurde bewusst auf den prozessorientierten (Hartmann, 1968), den struktur- und funktionsorientierten (Hesse, 1968) und den handlungsorientierten Erklärungsansatz (Oevermann 1981) eingegangen, da man diese gut auf den Beruf der Pflege transferieren kann, wie Weidner dies 1999 schon getan hat. Festzustellen war, dass sich die Pflege bei dem prozessorientierten und dem struktur- und funktionsorientierten Ansatz aufgrund noch nicht vollständig ausgereiften Akademisierung und dem noch "jungen" eigenen Berufsfeld in der Phase der Semi-Profession befindet. Oevermann stellt bei dem handlungsorientierten Ansatz neben dem systematisch, fundierten wissenschaftlichen Regelwissen auch das individuell Fallverstehen mit in den Vordergrund, was mir persönlich als Angehöriger der Pflegeberufe besonders wichtig ist und nicht außer Acht gelassen werden sollte. Nach Oevermanns Verständnis vom professionellen Handeln ist es stellenweise schon möglich die Pflege als eine Profession zu bezeichnen, da die Pflege wie in dieser Hausarbeit beschrieben, teilweise schon mit wissenschaftlich erarbeiteten Konzepten arbeitet, jedoch auch den Patienten als Einzelfall nicht außen vorlässt.

Kritisch ist jedoch auch nach der Ansicht von Oevermann zu sehen, dass nicht alle Angehörigen der Pflegeberufe die nötige wissenschaftliche Qualifikation besitzen, um auch ausreichend mit den Konzepten arbeiten zu können. Wünschenswert für die Zukunft wäre also, dass die Akademisierung der Pflegeberufe weiter voranschreitet und in den nächsten Jahren auch an der Pflegebasis angelangt, wo diese Konzepte umgesetzt werden. Dies ist jedoch noch ein langer Prozess, da die Akademisierung sich im Anfangsstadium befindet und aktuell weitere Probleme wie der Pflegenotstand herrschen der ehr dazu führt, dass unqualifizierte Arbeitskräfte eingestellt werden, als dass akademisch gut ausgebildete Angehörige der Pflege an die Pflegebasis gelangen. Dies ist unter anderem daran zu beobachten, dass die staatlich vorgegebenen Einstellungskriterien bei der Gesundheits- und Krankenpflege in den letzten Jahren von der Mittleren Reife auf die Berufsbildungsreife gesunken ist und ein deutlich höherer Anteil an nicht Ausgebildeten, oder nur einjährig Ausgebildeten im Beruf der Pflege arbeiten, als noch vor ein paar Jahren. (Deutscher Pflegerat, 2012)

Positiv ist jedoch zu betrachten, dass das reine Erfahrungswissen, worauf die Pflege lange Zeit basierte, langsam abgelöst wird durch systematisch wissenschaftlich erarbeitetes Wissen, dass von Pflegewissenschaftlern und anderen Wissenschaftlern erarbeitet wird. Die Pflegewissenschaftler nehmen in der Gesundheitsbranche mittlerweile eine weitestgehend autonome Position ein. Den Erarbeitungen und Erforschungen der Wissenschaftler entspringen als Ergebnisse unter anderem Konzepte wie Psychoedukation oder verschiedene Expertenstandards. Die Konzepte und Standards verhelfen zu einer einheitlichen wissenschaftlich fundierten Pflege und tragen somit auch einen großen Teil zur Professionalisierung der Pflege bei, was die einleitende Forschungsfrage eindeutig beantwortet.

Man kann nicht generell davon reden, dass erfahrungsbasiertes Wissen falsch ist, es ist jedoch nicht wissenschaftlich fundiert, erforscht oder überprüft und somit kann kein eindeutiges Urteil über die Effektivität gefällt werden. Verschiedene erfahrungsbasierte Pflegemaßnahmen wie zum Beispiel der Dekubitusprophylaxe oder die Kontrakturenprophylaxe, die durch die Pflegewissenschaft überprüft wurden, zeigten auf, dass manche erfahrungsbasierte Pflegemaßnahmen nicht nur ineffektiv, sondern auch noch schädlich waren. Die Übersichtarbeiten zur Kontrakturen Prophylaxe von Huhn (2011), IQP (2011), Scheffel und Hantikain (2011) haben herausgestellt, dass die bis dahin durchgeführten Maßnahmen zur Kontrakturenprophylaxe ineffektiv und zum Teil sogar schädigend waren und somit wurden diese Maßnahmen angepasst und verändert. Es gibt zahlreiche weitere Beispiele, bei denen sich herausgestellt hat, dass das Erfahrungswissen ineffektiv oder schädigend war. Mit dem heutigen Wissensstand ist es also unerlässlich, dass man mit wissenschaftlich fundierten Kenntnissen und Konzepten arbeitet, die regelmäßig an die neusten Entwicklungen und Kenntnisse angepasst werden. Um dies zu gewährleisten ist es notwendig den Bereich der Pflegewissenschaften stetig auszuweiten um die Masse an Forschungsfragen die aus der alltäglichen Pflegepraxis entsteht adäquat beantworten zu können. Es ist jedoch ebenso wichtig den Pflegenden in der Praxis die neusten wissenschaftlichen Erkenntnisse nahezubringen und diese fortzubilden und zu motivieren, so dass der Praxistransfer der Maßnahmen auch gelingt, denn Pflegewissenschaft hat nur einen Nutzen, wenn sie auch in die Praxis integriert wird. Dazu ist es wichtig, dass die Pflegemanager und Betriebe das betriebliche Bildungsmanagement mit zielgruppenspezifischen Bildungsmöglichkeiten fördern und ausweiten. In der Zukunft sollte es jedem Angehörigen der Pflegeberufe möglich sein an die neusten Erkenntnisse der Pflegewissenschaft zu gelangen, ohne dass er dazu seine Freizeit investieren muss.

Literaturverzeichnis:

Anderson CM, Gerard E, Hogarty, GE, Reiss DJ. (1980): Family treatment of adult schizophrenic patients: a psycho-educational approach. In: Schizophrenia Bullentin; H: 6 Ausg. 3, S. 490– 505.

Ausbildungs- und Prüfungsverordnung für die Berufe in der Krankenpflege (KrPflAPrV) 2003 URL: https://www.gesetze-im-internet.de/krpflaprv_2004/KrPflAPrV.pdf [07.03.2018]

Bäuml J, Kissling W, Pitschel-Walz G (1996) Psychoedukative Gruppen für schizophrene Patienten: Einfluss auf Wissensstand und Compliance. Ergebnisse der Münchner PIP Studie. Nervenheilkunde; H:15 Ausg:3, S. 145-150

Bäuml J, Pitschel-Walz, Berger H, Gunia H, Juckel G, (2005): Arbeitsbuch Psychoedukation bei Schizophrenien, Schattauer Verlag; Stuttgart, Deutschland

Bäuml J, Pitschel-Walz, Engel R, Voss A, Kissling W (2006): Psychoedukacation and compliance in the treatment of schizophrenia: results of the Munic psychosis information Project; In: J Cin Psychiatry.; H: 67, S:443-452

Bäuml, Fröböse, Kraemer, Rentrop, Pitschel-Walz; Psychoeducation (2006): A Basic Psychotherapeutic Intervention for Patients With Schizophrenia and Their Families; In: Schizophr Bull, H: 32, Ausg: 1, S.1-9

Bäuml, Pitschel-Walz; (2007): Psychoedukation bei schizophrenen Erkrankungen Auflage 2, Schattauer Verlag, Stuttgart

Bäuml, Pitschel-Walz, Volz, Lüscher, Rentop, Kissling, Jahn (2016): Psychoeducation improves Compliance and Outcome in Schizophrenia without an Increase of Adverse Side Effects; In: Schizophrenia Bulletin, H: 42, Ausg:1, S.62-S70

Bartholomeyczik (1999): Zur Entwicklung der Pflegewissenschaft in Deutschland. In: Pflege, Huber, H: 03, Seite 58 – 162.

Behrens J, Görres S, Schaeffer D, Batholomeyczik S, Stemmer R (2012): Agenda Pflegeforschung für Deutschland, http://www.dpo-rlp.de/agenda_pflegeforschung.pdf [online Abgerufen: 25.02.2018]

Deutsche Gesellschaft für Psychiatrie (2005), Psychotherapie und Nervenheilkunde (DGPPN) Behandlungsleitlinie Schizophrenie.

Deutscher Pflegerat (2012): Beschäftigte und Beschäftigungsstrukturen in Pflegeberufen, eine Analyse der Jahre 1999 bis 2009, URL: https://www.hs hannover.de/fileadmin/media/doc/pp/Simon__2012__Studie_zur_Beschaeftigung _in_Pflegeberufen.pdf

Dreher Jan (2017): Psychopharmakotherapie griffbereit: Medikamente, psychoaktive Genussmittel und Drogen – griffbereit Auflage: 3, Schattauer Verlag , Stuttgart, Deutschland

Expertenstandard Dekubitusprophylaxe in der Pflege (1999-2002): Entwicklung – Konsentierung – Implementierung (Februar 2004), 2. Auflage mit aktualisierter Literaturstudie; Hrsg.: Deutsches Netzwerk für Qualitätsentwicklung in der Pflege (DNQP),137 Seiten; Bezugsadresse: DNQP Fachhochschule Osnabrück

Etzioni, Amitai (1969): The semi-professions and their organization; Verlag: Free Press; New York

Gesetz über die Berufe in der Krankenpflege (Krankenpflegegesetz - KrPflG) 2003
   URL: https://www.gesetze-im-internet.de/krpflg_2004/KrPflG.pdf [07.03.2018]

Hartmann, Heinz (1968): Arbeit, Beruf, Profession. In: Soziale Welt, H:19, Ausg. 2, S. 193-216

Heidenreich, M. (1999): Berufskonstruktion und Professionalisierung Erträge der soziologischen Forschung. In: Apel H./ Horn, K. Lundgreen, P./ Sandfuchs U. (Hrsg.), (1999): Professionalisierung pädagogischer Berufe im historischen Prozess. Bad Heilbrunn/ Obb. S. 35-58.

Herz M., Lamberti S, Mintz J. et. al., (2000): A Program for Relapse Prevention in Schizophrenia: A controlled Study, In: Archives of general Psychiatrie, H.57 Ausg. 3, S. 277-283

Hesse, Hans Albrecht (1972): Berufe im Wandel. Ein Beitrag zum Problem der Professionalisierung, 2 Auflage, Stuttgart, Schattauer Verlag, zitiert nach **Weidner, F. (1999):** Was bedeutet Professionalisierung für die Pflegeberufe? Eine Annäherung an einen strapazierten Begriff. **In:** Richter, D./ Sauter, D. (Hg.): Experten für den Alltag – Professionelle Pflege in psychiatrischen Handlungsfeldern. Psychiatrie-Verlag

Hornung, Franzen, Lemke, Wiesemann, Buchkremer (1993): Can psychoeducation of chronic schizophrenic patients have a short-term effect on drug-related attitude and bihavior? In: Psychiatrische Praxis, H:20, Ausg: 4, 152-154;

Huhn, Siegfried (2011): Strategien der Kontrakturenprophylaxe bei mobilitätseingeschränkten Bewohnern von Pflegeheimen. München

Huhn, Siegfried (2015): Gute Gründe für mehr Wissenschaftlichkeit, In: Die Schwester Der Pfleger, H: 54, Aug:9, S. 18-31

IQP (2011): Kontrakturenprävention in der Langzeitpflege Älterer, München, URL: http://www.iqp-ev.de/clients/IQP/IQP_Content.nsf/res/Kontrakturprävention%20in%20der%20Langzeitpflege%20Älterer.pdf/$FILE/Kontrakturprävention%20in%20der%20Langzeitpflege%

20Älterer.pdf [07.03.2018]

Jahn T, Pitschel-Walz G, Gsottschneider A, Froböse T, Kraemer S, Bäuml J. (2011): Neurocognitive prediction of illness knowledge after psychoeducation in schizophrenia: results from the Munic COGPIP study. In: Psychological Medicine; H: 41, Ausg: 3, S.533-544

Jahn, Pitschel-Walz, Gsottschneider, Froböse, Kraemer, Bäuml; (2011): subjektives Wirksamkeitserleben in psychoedukativen Gruppen bei Schizophrenie, In: Zeitschrift für Klinische Psychologie, H:40, Ausg: 3, 186-197

Köpke, S. et al. (2012): Effect of Guidline-based Multikomponent Intervention in Use of physical Restraints in Nursing Homes. A Cluster Randomized Controlled Trail. In: JAMA H: 307, S. 2177-2184

Krohwinkel, M. (2007): Rehabilitierend Prozesspflege am Beispiel von Apoplexiekranken. Bern

Lademann Julia, Latteck Änne-Dörte, Mertin Matthias, Müller Klaus, Müller-Fröhlich Christa, Ostermann Rüdiger, Thielhorn Ulrike, Weber Petra, (2016): Primärqualifizierende Pflegestudiengänge in Deutschland – eine Übersicht über Studienstrukturen, -ziele und -inhalte, In: Pflege und Gesellschaft, Jg: 2016, H: 4, S. 330- 345

Linden, Nather, Wilms; (1988): Zur Definition, Bedeutung und Messung der Krankheitskonzepte von Patienten. Die Krankheitskonzeptskala (KK-Skala) für schizophrene Patienten; In: Fortschritte Neurologie Psychiatrie, H: 56, S. 25-43

Lincoln, Wilhelm, Nestoriuc; (2007): Effectivness of psychoedukation for relapse, symptoms, knowledge, adherence and functioning in psychotic disorders: a meta-analyseis. In: Schizophrenia Research;H: 96, Ausg: 1-3: S. 232-245;

Mari, Streiner; (1994): An overview of family interventions and relapse on schizophrenia: meta-analysis of reseach findings. In: Psycholgical Medicine, H: 24, S. 565-578, zitiert nach Pitschel-Walz, Bäuml; (2017): Psychoedukation für Patienten und Angehörige: Eine psychotherapuetische Basisbehandlung bei schizophrenen Psychosen, In: Verhaltenstherapie, 27, S. 190-197;

Mayer, Hanna (2001): Pflegeforschung: Elemente und Basiswissen. Auflage 2, Facultas, Wien.

Moers, Martin (2000): Pflegewissenschaft: Nur Begleitwissenschaft oder auch Grundlage des Berufes?, In: PfleGe H:5, Ausg: 1

Oevermann Ulrich (1996): Theoretische Skizze einer revidierten Theorie professionallisierten Handelns. In: Combe Arno, Helsper Werner (Hg.) Pädagogische Pforessionalität: Untersuchungen zum Typus pädagogischen Handelns, S.70-182, Suhrkamp; Frankfurt am Main

Oevermann, Ulrich ; (1981): Professionalisierungstherorie. Vorlesungsmanuskript. Frankfurt zitiert nach **Weidner, Frank (1999):** Was bedeutet Professionalisierung für die Pflegeberufe? Eine Annäherung an einen strapazierten Begriff. **In:** Richter, D./ Sauter, D. (Hg.): Experten für den Alltag – Professionelle Pflege in psychiatrischen Handlungsfeldern, Psychiatrie- Verlag, S. 18-36

Osterbrink, Jürgen (2010): Theorie-Praxis-Transfer. Alles Pflege (-wissenschaft)?,In: Die Schwester Der Pfleger, H: 49, Ausg:10,S. 1022 ff.

Pekkala, Merinder (2002): Psychoeducation for schizophrenia. In: Cochrane Database Syst. Rev., Ausg: 2; CD 002831

Pitschel-Walz, Leucht, Bäuml, Kissling, Engel; (2001): The effect of family interventions on replase and rehospitalization in schizophrenia – a meta- analysis. **In:** Schizophrenia Bullentine; H: 27: S. 73-92

Pitschel-Walz, Bäuml; (2017): Psychoedukation für Patienten und Angehörige: Eine psychotherapuetische Basisbehandlung bei schizophrenen Psychosen, **In:** Verhaltenstherapie, H: 27, S. 190-197

Richter, Dirk (1998): Ganzheitliche Pflege – Trauen die Pflegenden sich zu viel zu? **In:** Pflege H:11 S. 255-262

Rummel-Kluge, Pitschel-Walz, Bäuml, Kissling (2006): Psychoeducation in Schizophrenia —Results of a Survey of All Psychiatric Institutions in Germany, Austria, and Switzerland; In: Schizophr Bull; H: 32, Ausg:4, S. 765–775

Schaeffer, Doris (1999): Entwicklungsstand und -herausforderungen der bundesdeutschen Pflegewissenschaft. **In:** Pflege, H: 12 S. 141-152.

Scheffel, S.; Hantikain, V. (2011): Präventive Maßnahmen zur Kontrakturenprophylaxe in der Geriatrischen. **In:** Pflege, H:3, Ausg: 17, S.183-194

Seidl, E.; Walter, I. (1988): Verbessert die Pflegeplanung die Pflegepraxis? Untersuchung von 100 Pflegedokumentationen. **In:** Pflege, H: 1, S. 50-56 und 104-111

Schöniger, U; Zegelin-Abt (1998): Hat der Pflegeprozeß ausgedient? **In:** Die Schwester/Der Pfleger, H:37, S. 305-310

Sibitz, Amering, Gössler, Unger, Katsching; (2007): Patients perspectives on what works in psychoeducational groups for schizophrenia. **In:** Social psychiatrie and Psychiatric Epidemiology, H: 42, Ausg: 11, S. 909-915

Sprondel,Walter Michael (1972): "Emanzipation" und "Professionalisierung" des Pflegeberufs - Soziologische Analyse einer beruflichen Selbstdeutung. **In:** Pinding (Hrsg): Krankenpflege in unserer Gesellschaft. Stuttgart, Enke Verlag S.17-26

Steppe, H. (1995): Die Entwicklung eines pflegerischen Bildungskonzepts am Beispiel des Bundeslandes Hessen. **In:** Heller/Schaeffer/Seidl (Hrsg.) , Akademisierung von Pflege und Public Health. Ein gesundheitswissenschaftlicher Dialog, Wien, Maudrich, S. 57-67

Weidner F.(1995a): Professionelle Pflegepraxis – ausgewählte Ergebnisse einer Untersuchung auf der Grundlage eines handlungsorientierten Professionalisierungsverständnisses. **In:** Pflege, H: 8, S. 49-58

Weidner, F. (1995b): Professionelle Pflegepraxis und Gesundheitsförderung. Eine empirische Untersuchung über Voraussetzungen und Perspektiven des beruflichen Handelns in der Krankenpflege. Reihe Wissenschaft Band 22, Frankfurt, Mabuse Verlag

Weidner, F. (1999): Was bedeutet Professionalisierung für die Pflegeberufe? Eine Annäherung an einen strapazierten Begriff. **In:** Richter, D./ Sauter, D. (Hg.): Experten für den Alltag – Professionelle Pflege in psychiatrischen Handlungsfeldern, S. 18-36, Psychiatrie- Verlag

Woods SW, Morgenstern H, Saska JR, John R, Walsh B, Sullivan,M., Money R., Hawkins K., Gueroguieva R, Glazer, W (2010): Incidence of tardive dyskinesia with atypical and conventional antipsychotic medications: prospective cohort study. **In:** J Clin Psychiatry.; H:71, S. 463-474

Xia, Merinder, Belgamwar; (2011): Psychoeducation for schizophrenia; **In:** Cochrane Database Syst. Rev. Ausg: 6; CD 002831

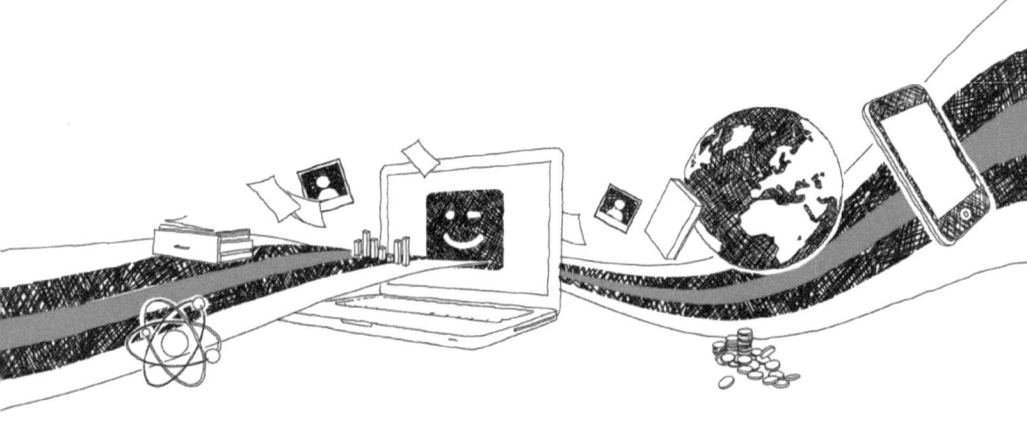
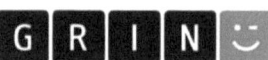